How to solve Sudoku

		4		8	7			5
	9				8			
	8	7						
			4	5			2	
			2	7		9	6	
8				9	5	1	4	
			9	6			5	7
		1				4		
	5	9						

6	2	4	9	8	7	1	3	5
1	9	3	5	4	2	8	7	6
5	8	7	6	1	3	4	9	2
9	1	6	4	5	8	7	2	3
3	4	5	2	7	1	9	6	8
8	7	2	3	6	9	5	1	4
4	3	8	1	9	6	2	5	7
7	6	1	8	2	5	3	4	9
2	5	9	7	3	4	6	8	1

Sudoku Instructions

Each Sudoku is comprised of 81 numbers. There are nine horizontal lines and 9 vertical lines, and there are 9 smaller blocks included in each puzzle – outlined by a darker line.

Rules: Each of the 9 horizontal lines, 9 vertical lines and 9 small blocks include the numbers 1-9, without any numbers being duplicated within the given item.

The challenge is to figure out where the numbers 1-9 should appear in the puzzle, without violating the rules outlined in the paragraph above.

Puzzle #1
EASY

	1	2	5	3		7	4	6
							5	8
	3	4		6	8	2		
		5	3	8	7			2
		3	6	9		1		4
6					1	5		
	6				2			9
2		8	9	7			1	
		7			3			5

Puzzle #2
EASY

		1	4	2	3			
				9			7	
9	2	4	8		5	1	3	
	5	2	7					3
3	8		1	5			7	
	7		3	8	6		1	
				1			9	7
		8		9	7	3		
5			6				2	

Puzzle #3
EASY

8	5		7	6				4
6	9				1			
	2	4	9				8	
	1	9			8	3	6	2
		7	6		3			9
5	3			9				
	4	2			7	6		5
9				2			1	
1			4		9		2	

Puzzle #4
EASY

	7	1	8			6	2	
	8	4	6	7				9
9	5		1					4
	6		3	4		8		
	3	7				9		6
				5		3		1
6		3			7		1	
5		2			3	4		
				6	1			

Puzzle #5
EASY

8								
	9				8		1	
7	6			3	2		4	
	1	3	8					
			5	2			7	
		2	3	6		9		8
	4				9	5		2
6	5	7	2	4			8	9
	3				5	4		

Puzzle #6

EASY

	6			9	1		5	
	4				5		1	
	8		6		3	2	9	7
6	2					5		4
		1	5	6			2	
		9	2			1		3
8			9	1		7		5
			3					2
		2	4	8	7			

Puzzle #7
EASY

1			4			9	6	
					5	3		2
	9						4	
4						6		9
3	6		7	2		5	1	
		1	6	3	9	2		4
	3		5	4				6
			2					
	5	7	8			4	2	1

Puzzle #8
EASY

5	2		8	7			1	
9	7				1	2	3	
	1	4		2		8		7
	5		2		6			3
		3	4				2	
2	6			3				4
8	3		5	6		1		
	4				8		5	6
						3	4	

Puzzle #9
EASY

	7	9		4	3	2		
3	5	2	9	6			7	
6		4	2					
		3	4				1	
		7			5			
9			7		1	4		8
					6	9	2	7
		1		7	4		8	
7			3		9	5		

Puzzle #10
EASY

8		4		7		3		1
		2						7
	5				3	6	8	
2		6	1	9	7		3	
7		9		8		1		
		5					7	
5		1	9	4	6		2	3
	9	3						5
4		8		5				6

Puzzle #11

EASY

3		1		5	7	8	2	6
2	5		9	3	8			4
	4					3	9	
4	1		3				5	2
	2	3			1	9	6	
8					5		3	
		5					1	3
1		2	6					
6				1				

Puzzle #12
EASY

6		8	2				5	1
				1				4
			7	6	3	2	8	
1	8	4	3			7		6
	9		6			5		
	6				9			2
5	1				2			7
2	3							8
			9		6	1		5

Puzzle #13
EASY

7		8		6	1	2	3	4
	1	4						5
		9	8				7	
	9	2	7				5	
4	8							1
	7	6			8			3
			3		9			
2	3		1	8	7			
9	4				5			7

Puzzle #14
EASY

8	4					6	3	
3				9				5
	7	2		5	3			1
1			8		2			
7						8	2	6
2	8	9	3					
		7	9	3				8
4	9	8	1	2		7	5	
	1				5	9	4	

Puzzle #15
EASY

2	7		9				6	
9		8		6			2	
		5	4					
4						7		
6			3	7		1		5
7	1	9		5	8			
5		7	8	9			1	2
3		6		1				4
			7		3	6		9

Puzzle #16
EASY

	7			1	9	5		
		3		2	4			
		6		8	7	2	3	4
4		7	2	6		3		8
			7	4		9		5
		8				6		7
	8	5					7	
		9		5		8		3
	6	2			3			

Puzzle #17
EASY

7			1	4	8		3	5
4	1				5			
	9	5		3				2
6		8			4			1
	4		3		7		6	
				1	2		8	4
5		7						
		2		5	3		4	
1		4		7	9			6

Puzzle #18

EASY

		3	6	5			4	
			9					8
5		1					9	
	1	5	3	2	4	6	7	
		9	8	7				
7		2						
		8			3	2	6	
	4	6		1	8			
2			5	4	6		1	

Puzzle #19
EASY

	7			1		9		
2				3	7			
6		9						8
1	9	3	8			7	2	5
4	6	2	5		3		9	1
		7		2			6	
			7	8		4		3
7	1				6		8	
					1			

Puzzle #20
EASY

		9		7	3		5	
	7		4	6				
4				2	8	1	9	
	9		3	5				
3			7		1	9	4	
	8				4	3	2	
5			9	1			3	
		6				4	7	
9		8	2	4			6	

Puzzle #21
EASY

		7	6					8
4	9	5	8	2	1		6	
6	3			5		4	1	
		6	2	1		9		
9				6			3	5
	4			7		1		6
	2	3		4				9
8			7					
1					2		4	3

Puzzle #22
EASY

		2	7	5			9	6
8					3	4		
9	1	7		4	2	5		
6	7					3	1	
	2		3	5		8		
			1					4
		6	7					2
		8			4	6	5	1
			5		6		4	3

Puzzle #23
EASY

2	1	8	7	9		3		
	3	9			8		1	7
			5	1		8		
9							3	
	8			3	6			4
		5						1
		3		2	7		8	
		6			1		7	9
1	9	7			5	2	4	3

Puzzle #24
EASY

					6			
	4			8	2	1	9	
	2	3	5				4	
		5					8	
6		9	8	2	5			
	8	2	7	4		5		6
				5	1		7	
3		4	6				5	
7	5	1	2				6	9

Puzzle #25
EASY

			3	9		4	6	
			5		2	7	1	9
2		9						
9			1	6	7	8		
8	6			3		2	7	
5	7	1	8		4	9		6
4		6	2		3			
					9		4	5
		8			1			

Puzzle #26

EASY

6		7			5			8
2	5	8	1		3	7		9
				7	4	6		
	8		5	2				
		2						
5	7		9	3			6	
	1			5			8	
8	3	5		1		4	7	2
4				8		5		1

Puzzle #27
EASY

4		1		9	5			
	5		8	4		3	1	
		2	6					9
	7	4				5		1
5				3	6		2	
	2	9	7	5			8	4
1	9	7		8				5
					9	1		8
	4	5						

Puzzle #28
EASY

2		4			3		9	7
	3		9	1	8	4	5	
		9	2				6	
		3		4	5			
5					2	6		
4	2	8	6			3	7	
3	6		1			7	8	
8		2				9		1
			3					

Puzzle #29
EASY

7		8	4	1			9	3
6				8	3	2		
4	1		9	6	2	5		
5				9		3		7
	3					4		
		7	3				8	5
						8	3	9
	8		1	2	9			
9			8				4	

Puzzle #30
EASY

	3	6		8	2			5
	5			1		9		2
4		9	3					
6			4	9		8		
	8					7	4	
9		5		7				3
		3	7	2	6		9	
2	9				1	3	8	
		4	8			1		

Puzzle #31
EASY

7			3		5			
	3						4	
	6	2	9			1		3
3			8			6	7	
			4		3	9		
9	4	8			2	3		
		1	7		8	4		
4		3		6	1	5	9	7
				3	4	2		

Puzzle #32
EASY

	7						5	8
8				7		9		1
		9		5	2	6		
								2
3	2		5			8	1	9
9	8		7		1	5	6	3
		3	2	1	8			
7	1		6	9				4
		5	3				8	6

Puzzle #33
EASY

8	6			5		7		4
	5		9			8	3	1
7			4			5	6	2
	8							
5		7				2		3
		6	3		5			9
1	4				9	3	5	
	7		5		1	9		
9	2				7		4	

Puzzle #34
EASY

		7			6		8	1
	4		7		8			
				1		3		
7	6			9			4	
1			2		7		3	9
9	3	2		8				
	8					6	2	
		9			3	5		4
5			6	4	1		7	

Puzzle #35
EASY

	1		3	7		2		
9	8			6	2	7		4
		7	8					
	3		2				7	6
1		5		8		4		9
		9	4	5		1		8
7	5					3	6	
	4			2	6	9		
		2	1					

Puzzle #36
EASY

	1	2	8				4	5
		4	6					
8					3	2		
1								
2		6	9	8	5		3	1
7			1			8		
	3	1		5	2	6		
	6		4	9		1		
			3	1	6		5	7

Puzzle #37
EASY

8			2		5		9	
		6	4		9	1		
		5			1			
		3					4	9
5	6	2				7	8	
9			7	3			1	6
	5	1		2				8
	8			4		6		
3	2	4	6					7

Puzzle #38
EASY

5		9	3	2	8			
	3	4	6	5			2	1
		2		9		3		
9	8				4		1	
		3						4
	5			7	2			3
6	9				3			8
	2		1	6	5	7		
		5		8		6		

Puzzle #39

EASY

4			6	3	1			9
	6		7					
	7		8	5		3	1	6
9		6		2				3
5					6	1	9	2
1	8	2		7	3		5	4
	2		5					
8				6	7			
					8	4	3	

Puzzle #40
EASY

1		4	8	3			5	9	
5		6	1	7	4		2	8
	8				6			7
			4			8	5	
6	4				9	7		
		2		1		6		
	5	8						3
		9	3	4		2		
			6			9		4

Puzzle #41
EASY

6			3	8			4	
			2			1	3	
	3	4			9			
5		6		2	4	3		
	2	9		3		7		
			9	6	1	8	5	
		8		1		9		7
	7	3				6		
		1	5		2			3

Puzzle #42
EASY

	6	5	1		9		8	7
9		7	3		5			
	1		8	7	6			2
	4		7		2	6	1	5
	3			1	4			8
	2			6			7	3
						2		
3	5							9
1		2		9				4

Puzzle #43
EASY

	1	3		2			5	9
2	7					3		
6	5	8		3			7	
8	9			5	3	4		7
		1	8	7			6	
	2			9	6	5	8	1
		4		8		6		
9			3					
1		5		6				

Puzzle #44
EASY

			2		4			3
		9		8			2	7
5					1		9	
			3			4		
	4				9	7	5	6
8	1	6	4			9		2
	3	1	7		8			
2			1			6		
	5		9	4	2		8	

Puzzle #45
EASY

	1				6		4	2
9		5	7	4			3	
6		4	8			1		9
	7			3	5			
	5	9						3
		6		7				
2	4	7	1			6		
8	9	1						
		3		2	7		1	

Puzzle #46

EASY

	2		4	7				9
		6	3	1		2		4
8				5	2		3	
4			7			3	9	6
		3				8	7	1
	9				3			
						5		3
7	3	2			5		6	
5		4		3	9			2

Puzzle #47

EASY

	7	9		1	6			
6	8	1	5				3	
5	2	4				8		
	9	3		7				
7	1		4	6		9	2	
			2		3	5		
	6		9	2		3	4	
		2		8				7
4	3							8

Puzzle #48
EASY

		5	3			4		2
			8	5		7		
	3			4				8
	9	4	6		5		3	7
		6		1		9	8	5
		1		9				
	6		2	8		3		1
7	2		9	3		5		4
	4			6	7			

Puzzle #49
EASY

	8	7		9				
2		1	3			7	9	8
9					1			
3		4	9		6		7	5
	9				3	2		
8				1	7			
6	7	9			2	5	8	
	3			5		6		
					8		3	4

Puzzle #50
EASY

			3		8		5	
	8	7				3		
		9	2	6				
	2	1		9			7	
7			4		6	8		
					1	5	9	2
9	1	6		4		2		
3	7		6	5			8	
4				3		9	6	7

Puzzle #51

EASY

				6			4	1
7		8		4		3		
			1	7	3	9	5	
1				5	8			6
	3	9		1	4			
	5	6		9		1	8	
2	5				9		1	
		1	5		6		7	
9		7		8			3	

Puzzle #52
EASY

3							6	1
	4		3	8		9	7	
5	7				9			
2	8			3	1	6		
9	6		5	4				2
1				2			5	
7					3		4	
			2	5	4			6
			6	9		1		8

Puzzle #53
EASY

7	3	2	8			4	6	
				3		2		
9			2	1	7			
8	2	3			1		9	4
	4		3		8			5
	5			4			3	6
2					3			7
	1							
	7		6	9	5	3		

Puzzle #54
EASY

		8	3	2				9
5	7		8			4		3
		4		1		8		
		7			3		8	
						3	7	2
				9	8		6	4
			9	4		6		8
8	4		3	7	1		9	5
	3		2		6	1		

Puzzle #55
EASY

6			2		4	5	7	
		7		6			3	
3	4		5			6		
				8		4	9	
	9					1		8
	8				2	7		6
		9	8	1		3	6	7
5	3		9	4				2
		1		2	6			5

Puzzle #56
EASY

					6			9		8
4				3					1	6
	1	6		2					7	
	9	2		5		6		4		7
					8	3			9	
						2		8		1
	5				8				4	
1		4		9	2					
3	8				4	5		2		9

Puzzle #57
EASY

	2	5			4	6		
		7		3	6	9		
	4			5	8		7	
7			6					4
		1	3	7		2		
8	5			9		7		
6	7	4	5				3	
				6		4		
		9		4		5	6	7

Puzzle #58
EASY

					7			9
3			6	8				
				4	9		3	1
5	1	8			4			6
	4			9	6		1	
			1	2			4	
8		1	4		3		6	
		7		1		3		8
	9	3	5		8			

Puzzle #59
EASY

	9	5			8	6		
	7			2	1	5		
	6				9		8	
6			8	4	5			
5	1	4	9					
	8		1		7		3	5
	2	8					5	
1				8	3			7
	5			9	4	3	1	

Puzzle #60
EASY

6	2			8			1	
9				3		2		4
5		3	2	7		6		8
	7			9			2	
		4	1	5				
8	5		7		2	1	3	
4		2			5			
	6					8	5	
1		5	9				4	

Puzzle #61

EASY

	9		3	1		4		
4		6		8	7			5
	7			4	5			9
		7	2	6				
	6		4		1	9		
	4						3	6
						2	7	8
7			8	2				3
1	2	8		3		6	5	

Puzzle #62

EASY

					1			
						2	9	7
		6		4		8	1	
	5	1	6		2		4	8
3	8							1
					8	9	5	
	4			5			3	9
6	2	9	7	1				4
5	3	7	4		9	1		

Puzzle #63
EASY

5		8			4	6		
		1	6			8		
9			8	2			4	
			2	4	7			
6	4			3				
		2		8		3	1	
	9		1				3	6
1	6	7		5	9	4	8	
		5			2		9	1

Puzzle #64

EASY

2			8	5	4		7	
4		5		7	1		6	
7	1							8
	4		2	9			8	
	6				7		3	
9		1	4	8			2	
			7				1	
5		3	1			8		2
				4	5		9	7

Puzzle #65
EASY

		3		5	8			2
			6				5	4
	5			4		6	8	
	3		8	7			1	9
			5			4	6	3
		1			4	7		8
9							3	5
3			7	9		2	4	6
	6				1	8		

Puzzle #66
EASY

		2	5			6		
4	6							1
				3	6	4	2	
8				9		7	1	3
	7	5			2			
					8	5	9	
	3	7		8				5
6	8	9	2					
	1		6	7			3	8

Puzzle #67
EASY

	4				1	3	7	9
	1	5				8	6	
			8		6	4		
	6	3	2			5		1
5	2				3			
	8	7	9				2	
6	9	2	7	4	5		3	
							9	6
			6	8		2		

Puzzle #68
EASY

		9			7	5	8	
	1		4	9				
2	5				3	7		
	4	1				8	9	7
		8			4	3		
6			5		8	2	4	
			3	5				
1	3	5	7					8
4		6		8			5	

Puzzle #69
EASY

	2		9			6		7
7	6					3		5
8			1	6				
9	3		6	7				
	8		5		9		6	4
	4		8	1	2	5		
5	7					2		
2			7				5	3
	9	6		8			7	

Puzzle #70
EASY

			1	2	5	3		
9				6	3	5		
	1		8	7		6		
								4
		7			8		2	
		2	9	3			8	6
6	8				7			3
5		9			6	2	7	
2	7		5	4				9

Puzzle #71
EASY

2			6		7	5	1	
		1		9			3	
			5	1				7
							7	
					5	4	8	3
		3			4	9	2	
	8		9		2		6	1
9	6	5	7	3		8	4	
7				8	6			

Puzzle #72

EASY

3					4		2	
9				5			6	8
	8			9	7		3	1
	9	5						
1	4		7	3				2
8			6		9			
	1	9		8		6		
4			9			2		
	6	2	4		3	7		

Puzzle #73
EASY

9				4		3		
		3		1	9	2	6	5
			6			1	9	4
	8					6		
7	6	9			3			
4		2	8			9	5	
2				8		5	3	
	9	4		5			8	2
6			3	7		4		

Puzzle #74
EASY

	4		7		5	9		2
			4	1				6
					9		8	
	8			6	7		4	5
		4	1		2	8	7	3
3		7						
	6	5	8	3	1	2		
8						5		4
	9	1					6	8

Puzzle #75

EASY

7	2	1			9	4	8	
3	5	8	1	2				
	6				5		1	
	4		7		1			
	1			4	2			7
			6				5	
			4	9		2	7	
9			2				6	8
6		2	5	3				

Puzzle #76
EASY

9								8
	8	6		7		1	5	
2							7	
4			7		9		1	
	7		3	5		8	2	4
	3	8		1		7	9	
	6	3	1		7			9
	1					5		7
			5	6		3		

Puzzle #77
EASY

3	8	4						
	7			3		2		8
	5	9	8		6	3		
			4	1			2	3
		6		9	8	7	5	
		3	2					
	3	7			2	5		
	6	8		7		1		
		2	6	5	3	4		

Puzzle #78
EASY

	1		7			2	9	5
3		6	9				4	
7		9			5	1		6
							8	1
1				5		9	6	2
		5	4		7	6		9
	4				8	5	7	
9	7	2	5	3	6	4		8

Puzzle #79
EASY

		3	7		8	5		
9				3			1	8
					4	6		
		2		8			7	9
		9						6
6	3	5	9		7			
3		1		5	2			7
8	5		4			2	3	
2			6	1				5

Puzzle #80

EASY

5			4			8		
	9	1						
		4	8	2	9		6	5
9			2				5	
1	6					3		9
	7		1	9			4	
				8	7		3	6
			6	1			2	
6	8		9	4		5	1	7

Puzzle #81
EASY

4	8	5			6	9		
1	6	7		9	4		3	2
		2	7		5			8
			5					
5			6	8				
9	3		4			6		7
	5		1		2			
6	2			4	8	7		
	1				7		9	

Puzzle #82
EASY

3		7				4		5
4					8	2	9	
		9	4	6		3		
	7		1	4			2	9
		2					1	3
	3				2	8		
		3		9			6	2
5	2	8	7			9	4	
		4			1			

Puzzle #83

EASY

		9				5		8
	2	4	8		6	9	7	
8		6	7	5	9			
7			5	2		6	1	9
9			1			3		4
		1				8	5	
				3				2
4		8	2				3	
	1	2	6		8	4		

Puzzle #84

EASY

8	1				5	9	6	
	9		1			8		2
		2						
			7	3			5	1
			6	4			3	8
2						4	9	
6	7		4		3		2	5
	2	8	9	7			4	
1	4		2				8	

Puzzle #85
EASY

					2		8	
5			7			4		6
	9	8			1	3		
	5			1		6		8
1			4	6	8		5	
8	2							
		2	1	9	4		6	7
7		4	8	2		1		3
9			3			8		

Puzzle #86
EASY

3	2	4			8	7	5	
9				4	7			2
1		5	6			4		
	5				2		6	1
			7				3	
8	3		1			9		7
	8		2		9			
7			8	3		5		
2		1					8	

Puzzle #87
EASY

	8	3		1			9		2
	6		8		2		5		
7		5						8	
	1	6	7	4	3			9	
								3	
					8	2	4		
				7	5			6	
1	5			8	6	3	2		
6			1	2	4	8			

Puzzle #88
EASY

	3	9	2		1	8		
6	2	4		8				
			9			3		
4	9	2				5		
	6		4				3	
3	1	7	8	6	5		2	
9	7		5		2		1	
	5				4			3
				1		6		9

Puzzle #89

EASY

		3					9	
6	4	1	7					
	9	5	6	3		1		2
		9	1					6
1	8			9		3		7
3	2			5	7	9		
							3	9
	3				8	4		
	1	8	3		2		6	

Puzzle #90

EASY

	5					4		8
6		4				7		
		2	6	4	3			
2	8			9				
3		7		2	4	6	8	
			1			2		5
	2		3	5		8	1	4
7	4	1	9	8			5	
					9			

Puzzle #91
EASY

			6		8		3	
8	9	1			3	5		
6								4
					5	9	4	
	4	8					5	
7	6		4		9	2		3
1	8			5	7	4	6	2
4		3			6		1	8
	7			8	4			

Puzzle #92

EASY

3								
	9	7	4					
	8	2			7	5		9
					5	7	2	
				3	4	6		5
	7	6	9	2			8	
	5		2	6		4		8
	6			4	3		1	7
	2	3	1	7		9		6

Puzzle #93
EASY

1		3	8	4	2	5	6	
				6				
		5				4	8	2
	2			7	9			
		7	4				5	6
				5		3	2	7
3	6	1	7			2	9	5
	5			9				8
	8			2		7		

Puzzle #94
EASY

9		7		4	8		2	
6	2		9					4
5		8				3		7
				6	4	7		1
8			3				6	5
				1	5	2	3	
	6				2	5		
	8	3		5	9	6	1	
		4	1			9		8

Puzzle #95
EASY

	9	5	7	8	6		2	
			5	3			7	6
3	7					8		9
5		9		7	3			
	3	7				2		5
	8	1		2	5			4
7				9	4		1	
9	1			6				2
		2				9		7

Puzzle #96
EASY

		3	6		5	7	8	
		5		4		2		
	7	2				5		4
	9	8			4			
	1	7			6		4	
				7	8		5	6
		9		5		6	7	1
		6	1	9	2			5
				6	7		9	

Puzzle #97
EASY

	9			5		3		
				4				8
7	1		9	8	2	5		
	8			1		9		6
		1					3	
9	3			2	5			
1			2	3				7
		9	1		4	8		
	7	2		6	8		4	9

Puzzle #98
EASY

	8	4	2			6		9
		7				8	1	4
	5							2
					8			7
8	7	2		4		1	3	6
3		6	1			9	8	
					9		6	
5	9	1	6	3				
7	6			5		4		1

Puzzle #99
EASY

		7	5					
4		5	9				3	8
8	9	6	4	3				
6			8		5		1	7
	7	9		6				
					3	2	9	
		4						
3			7	4	9	8	2	
7	5			8	1			4

Puzzle #100

EASY

	4		1	6		8		7
9	6	8		3				
1		5	2				9	3
	2				5	7	3	
		1	7				6	4
		7			6		2	9
2		6				9		
					2			5
7		3	8		1		4	

Puzzle # 1

8	1	2	5	3	9	7	4	6
9	7	6	1	2	4	3	5	8
5	3	4	7	6	8	2	9	1
1	4	5	3	8	7	9	6	2
7	2	3	6	9	5	1	8	4
6	8	9	2	4	1	5	3	7
3	6	1	4	5	2	8	7	9
2	5	8	9	7	6	4	1	3
4	9	7	8	1	3	6	2	5

Puzzle # 2

7	6	1	4	2	3	9	5	8
8	3	5	9	6	1	7	4	2
9	2	4	8	7	5	1	3	6
1	5	2	7	4	9	6	8	3
3	8	6	1	5	2	4	7	9
4	7	9	3	8	6	2	1	5
6	4	3	2	1	8	5	9	7
2	1	8	5	9	7	3	6	4
5	9	7	6	3	4	8	2	1

Puzzle # 3

8	5	1	7	6	2	9	3	4
6	9	3	8	4	1	2	5	7
7	2	4	9	3	5	1	8	6
4	1	9	5	7	8	3	6	2
2	8	7	6	1	3	5	4	9
5	3	6	2	9	4	8	7	1
3	4	2	1	8	7	6	9	5
9	7	5	3	2	6	4	1	8
1	6	8	4	5	9	7	2	3

Puzzle # 4

3	7	1	8	9	4	6	2	5
2	8	4	6	7	5	1	3	9
9	5	6	1	3	2	7	8	4
1	6	5	3	4	9	8	7	2
4	3	7	2	1	8	9	5	6
8	2	9	7	5	6	3	4	1
6	9	3	4	2	7	5	1	8
5	1	2	9	8	3	4	6	7
7	4	8	5	6	1	2	9	3

Puzzle # 5

8	2	5	4	1	6	7	9	3
3	9	4	7	5	8	2	1	6
7	6	1	9	3	2	8	4	5
5	1	3	8	9	7	6	2	4
9	8	6	5	2	4	3	7	1
4	7	2	3	6	1	9	5	8
1	4	8	6	7	9	5	3	2
6	5	7	2	4	3	1	8	9
2	3	9	1	8	5	4	6	7

Puzzle # 6

2	6	3	7	9	1	4	5	8
9	4	7	8	2	5	3	1	6
1	8	5	6	4	3	2	9	7
6	2	8	1	3	9	5	7	4
3	7	1	5	6	4	8	2	9
4	5	9	2	7	8	1	6	3
8	3	6	9	1	2	7	4	5
7	1	4	3	5	6	9	8	2
5	9	2	4	8	7	6	3	1

Puzzle # 7

1	2	3	4	8	7	9	6	5
7	4	6	9	1	5	3	8	2
8	9	5	3	6	2	1	4	7
4	7	2	1	5	8	6	3	9
3	6	9	7	2	4	5	1	8
5	8	1	6	3	9	2	7	4
2	3	8	5	4	1	7	9	6
9	1	4	2	7	6	8	5	3
6	5	7	8	9	3	4	2	1

Puzzle # 8

5	2	6	8	7	3	4	1	9
9	7	8	6	4	1	2	3	5
3	1	4	9	2	5	8	6	7
4	5	1	2	8	6	9	7	3
7	8	3	4	5	9	6	2	1
2	6	9	1	3	7	5	8	4
8	3	7	5	6	4	1	9	2
1	4	2	3	9	8	7	5	6
6	9	5	7	1	2	3	4	8

Puzzle # 9

8	7	9	1	4	3	2	6	5
3	5	2	9	6	8	1	7	4
6	1	4	2	5	7	8	3	9
5	8	3	4	9	2	7	1	6
1	4	7	6	8	5	3	9	2
9	2	6	7	3	1	4	5	8
4	3	5	8	1	6	9	2	7
2	9	1	5	7	4	6	8	3
7	6	8	3	2	9	5	4	1

Puzzle # 10

8	6	4	2	7	9	3	5	1
3	1	2	8	6	5	9	4	7
9	5	7	4	1	3	6	8	2
2	4	6	1	9	7	5	3	8
7	3	9	5	8	2	1	6	4
1	8	5	6	3	4	2	7	9
5	7	1	9	4	6	8	2	3
6	9	3	7	2	8	4	1	5
4	2	8	3	5	1	7	9	6

Puzzle # 11

3	9	1	4	5	7	8	2	6
2	5	6	9	3	8	1	7	4
7	4	8	1	6	2	3	9	5
4	1	9	3	8	6	7	5	2
5	2	3	7	4	1	9	6	8
8	6	7	2	9	5	4	3	1
9	7	5	8	2	4	6	1	3
1	8	2	6	7	3	5	4	9
6	3	4	5	1	9	2	8	7

Puzzle # 12

6	7	8	2	9	4	3	5	1
9	2	3	5	1	8	6	7	4
4	5	1	7	6	3	2	8	9
1	8	4	3	2	5	7	9	6
7	9	2	6	8	1	5	4	3
3	6	5	4	7	9	8	1	2
5	1	6	8	4	2	9	3	7
2	3	9	1	5	7	4	6	8
8	4	7	9	3	6	1	2	5

Puzzle # 13

7	5	8	9	6	1	2	3	4
6	1	4	2	7	3	8	9	5
3	2	9	8	5	4	1	7	6
1	9	2	7	3	6	4	5	8
4	8	3	5	9	2	7	6	1
5	7	6	4	1	8	9	2	3
8	6	7	3	4	9	5	1	2
2	3	5	1	8	7	6	4	9
9	4	1	6	2	5	3	8	7

Puzzle # 14

8	4	5	2	7	1	6	3	9
3	6	1	4	9	8	2	7	5
9	7	2	6	5	3	4	8	1
1	5	6	8	4	2	3	9	7
7	3	4	5	1	9	8	2	6
2	8	9	3	6	7	5	1	4
5	2	7	9	3	4	1	6	8
4	9	8	1	2	6	7	5	3
6	1	3	7	8	5	9	4	2

Puzzle # 15

2	7	4	9	3	1	5	6	8
9	3	8	5	6	7	4	2	1
1	6	5	4	8	2	9	3	7
4	5	3	1	2	9	7	8	6
6	8	2	3	7	4	1	9	5
7	1	9	6	5	8	2	4	3
5	4	7	8	9	6	3	1	2
3	9	6	2	1	5	8	7	4
8	2	1	7	4	3	6	5	9

Puzzle # 16

2	7	4	3	1	9	5	8	6
8	5	3	6	2	4	7	9	1
9	1	6	5	8	7	2	3	4
4	9	7	2	6	5	3	1	8
6	3	1	7	4	8	9	2	5
5	2	8	9	3	1	6	4	7
3	8	5	4	9	6	1	7	2
7	4	9	1	5	2	8	6	3
1	6	2	8	7	3	4	5	9

Puzzle # 17

7	2	6	1	4	8	9	3	5
4	1	3	9	2	5	6	7	8
8	9	5	7	3	6	4	1	2
6	7	8	5	9	4	3	2	1
2	4	1	3	8	7	5	6	9
3	5	9	6	1	2	7	8	4
5	8	7	4	6	1	2	9	3
9	6	2	8	5	3	1	4	7
1	3	4	2	7	9	8	5	6

Puzzle # 18

9	8	3	6	5	2	7	4	1
6	7	4	9	3	1	5	2	8
5	2	1	4	8	7	3	9	6
8	1	5	3	2	4	6	7	9
4	6	9	8	7	5	1	3	2
7	3	2	1	6	9	4	8	5
1	5	8	7	9	3	2	6	4
3	4	6	2	1	8	9	5	7
2	9	7	5	4	6	8	1	3

Puzzle # 19

5	7	4	6	1	8	9	3	2
2	8	1	9	3	7	5	4	6
6	3	9	4	5	2	1	7	8
1	9	3	8	6	4	7	2	5
4	6	2	5	7	3	8	9	1
8	5	7	1	2	9	3	6	4
9	2	6	7	8	5	4	1	3
7	1	5	3	4	6	2	8	9
3	4	8	2	9	1	6	5	7

Puzzle # 20

8	2	9	1	7	3	6	5	4
1	7	5	4	6	9	2	8	3
4	6	3	5	2	8	1	9	7
6	9	4	3	5	2	7	1	8
3	5	2	7	8	1	9	4	6
7	8	1	6	9	4	3	2	5
5	4	7	9	1	6	8	3	2
2	1	6	8	3	5	4	7	9
9	3	8	2	4	7	5	6	1

Puzzle # 21

2	1	7	6	3	4	5	9	8
4	9	5	8	2	1	3	6	7
6	3	8	9	5	7	4	1	2
3	8	6	2	1	5	9	7	4
9	7	1	4	6	8	2	3	5
5	4	2	3	7	9	1	8	6
7	2	3	1	4	6	8	5	9
8	5	4	7	9	3	6	2	1
1	6	9	5	8	2	7	4	3

Puzzle # 22

3	4	2	8	7	5	1	9	6
8	6	5	9	1	3	4	2	7
9	1	7	6	4	2	5	3	8
6	7	9	4	2	8	3	1	5
1	2	4	3	5	7	8	6	9
5	8	3	1	6	9	2	7	4
4	5	6	7	3	1	9	8	2
7	3	8	2	9	4	6	5	1
2	9	1	5	8	6	7	4	3

Puzzle # 23

2	1	8	7	9	4	3	6	5
5	3	9	2	6	8	4	1	7
6	7	4	5	1	3	8	9	2
9	6	1	4	5	2	7	3	8
7	8	2	1	3	6	9	5	4
3	4	5	8	7	9	6	2	1
4	5	3	9	2	7	1	8	6
8	2	6	3	4	1	5	7	9
1	9	7	6	8	5	2	4	3

Puzzle # 24

8	1	7	4	9	6	3	2	5
5	4	6	3	8	2	1	9	7
9	2	3	5	1	7	6	4	8
4	7	5	1	6	3	9	8	2
6	3	9	8	2	5	7	1	4
1	8	2	7	4	9	5	3	6
2	6	8	9	5	1	4	7	3
3	9	4	6	7	8	2	5	1
7	5	1	2	3	4	8	6	9

Puzzle # 25

7	1	5	3	9	8	4	6	2
6	8	3	5	4	2	7	1	9
2	4	9	7	1	6	5	8	3
9	3	2	1	6	7	8	5	4
8	6	4	9	3	5	2	7	1
5	7	1	8	2	4	9	3	6
4	5	6	2	7	3	1	9	8
1	2	7	6	8	9	3	4	5
3	9	8	4	5	1	6	2	7

Puzzle # 26

6	4	7	2	9	5	1	3	8
2	5	8	1	6	3	7	4	9
1	9	3	8	7	4	6	2	5
3	8	4	5	2	6	9	1	7
9	6	2	7	4	1	8	5	3
5	7	1	9	3	8	2	6	4
7	1	9	4	5	2	3	8	6
8	3	5	6	1	9	4	7	2
4	2	6	3	8	7	5	9	1

Puzzle # 27

4	3	1	2	9	5	8	7	6
9	5	6	8	4	7	3	1	2
7	8	2	6	1	3	4	5	9
6	7	4	9	2	8	5	3	1
5	1	8	4	3	6	9	2	7
3	2	9	7	5	1	6	8	4
1	9	7	3	8	4	2	6	5
2	6	3	5	7	9	1	4	8
8	4	5	1	6	2	7	9	3

Puzzle # 28

2	8	4	5	6	3	1	9	7
7	3	6	9	1	8	4	5	2
1	5	9	2	7	4	8	6	3
6	9	3	7	4	5	2	1	8
5	1	7	8	3	2	6	4	9
4	2	8	6	9	1	3	7	5
3	6	5	1	2	9	7	8	4
8	7	2	4	5	6	9	3	1
9	4	1	3	8	7	5	2	6

Puzzle # 29

7	2	8	4	1	5	6	9	3
6	9	5	7	8	3	2	1	4
4	1	3	9	6	2	5	7	8
5	4	1	2	9	8	3	6	7
8	3	9	5	7	6	4	2	1
2	6	7	3	4	1	9	8	5
1	7	2	6	5	4	8	3	9
3	8	4	1	2	9	7	5	6
9	5	6	8	3	7	1	4	2

Puzzle # 30

1	3	6	9	8	2	4	7	5
7	5	8	6	1	4	9	3	2
4	2	9	3	5	7	6	1	8
6	7	2	4	9	3	8	5	1
3	8	1	2	6	5	7	4	9
9	4	5	1	7	8	2	6	3
8	1	3	7	2	6	5	9	4
2	9	7	5	4	1	3	8	6
5	6	4	8	3	9	1	2	7

Puzzle # 31

7	1	4	3	2	5	8	6	9
5	3	9	1	8	6	7	4	2
8	6	2	9	4	7	1	5	3
3	2	5	8	1	9	6	7	4
1	7	6	4	5	3	9	2	8
9	4	8	6	7	2	3	1	5
2	5	1	7	9	8	4	3	6
4	8	3	2	6	1	5	9	7
6	9	7	5	3	4	2	8	1

Puzzle # 32

4	7	6	1	3	9	2	5	8
8	5	2	4	7	6	9	3	1
1	3	9	8	5	2	6	4	7
5	6	1	9	8	3	4	7	2
3	2	7	5	6	4	8	1	9
9	8	4	7	2	1	5	6	3
6	4	3	2	1	8	7	9	5
7	1	8	6	9	5	3	2	4
2	9	5	3	4	7	1	8	6

Puzzle # 33

8	6	1	2	5	3	7	9	4
4	5	2	9	7	6	8	3	1
7	3	9	4	1	8	5	6	2
3	8	4	7	9	2	6	1	5
5	9	7	1	6	4	2	8	3
2	1	6	3	8	5	4	7	9
1	4	8	6	2	9	3	5	7
6	7	3	5	4	1	9	2	8
9	2	5	8	3	7	1	4	6

Puzzle # 34

2	5	7	9	3	6	4	8	1
3	1	4	7	5	8	2	9	6
8	9	6	4	1	2	3	5	7
7	6	8	3	9	5	1	4	2
1	4	5	2	6	7	8	3	9
9	3	2	1	8	4	7	6	5
4	8	1	5	7	9	6	2	3
6	7	9	8	2	3	5	1	4
5	2	3	6	4	1	9	7	8

Puzzle # 35

4	1	6	3	7	9	2	8	5
9	8	3	5	6	2	7	1	4
5	2	7	8	1	4	6	9	3
8	3	4	2	9	1	5	7	6
1	7	5	6	8	3	4	2	9
2	6	9	4	5	7	1	3	8
7	5	1	9	4	8	3	6	2
3	4	8	7	2	6	9	5	1
6	9	2	1	3	5	8	4	7

Puzzle # 36

6	1	2	8	7	9	3	4	5
3	5	4	6	2	1	9	7	8
8	7	9	5	4	3	2	1	6
1	8	3	2	6	7	5	9	4
2	4	6	9	8	5	7	3	1
7	9	5	1	3	4	8	6	2
4	3	1	7	5	2	6	8	9
5	6	7	4	9	8	1	2	3
9	2	8	3	1	6	4	5	7

Puzzle # 37

8	1	7	2	6	5	3	9	4
2	3	6	4	8	9	1	7	5
4	9	5	3	7	1	8	6	2
1	7	3	8	5	6	2	4	9
5	6	2	1	9	4	7	8	3
9	4	8	7	3	2	5	1	6
6	5	1	9	2	7	4	3	8
7	8	9	5	4	3	6	2	1
3	2	4	6	1	8	9	5	7

Puzzle # 38

5	1	9	3	2	8	4	7	6
8	3	4	6	5	7	9	2	1
7	6	2	4	9	1	3	8	5
9	8	6	5	3	4	2	1	7
2	7	3	8	1	6	5	9	4
4	5	1	9	7	2	8	6	3
6	9	7	2	4	3	1	5	8
3	2	8	1	6	5	7	4	9
1	4	5	7	8	9	6	3	2

Puzzle # 39

4	5	8	6	3	1	2	7	9
3	6	1	7	9	2	5	4	8
2	7	9	8	5	4	3	1	6
9	4	6	1	2	5	7	8	3
5	3	7	4	8	6	1	9	2
1	8	2	9	7	3	6	5	4
7	2	3	5	4	9	8	6	1
8	1	4	3	6	7	9	2	5
6	9	5	2	1	8	4	3	7

Puzzle # 40

1	7	4	8	3	2	5	9	6
5	9	6	1	7	4	3	2	8
2	8	3	5	9	6	4	1	7
9	1	7	4	6	3	8	5	2
6	4	5	2	8	9	7	3	1
8	3	2	7	1	5	6	4	9
4	5	8	9	2	7	1	6	3
7	6	9	3	4	1	2	8	5
3	2	1	6	5	8	9	7	4

Puzzle # 41

6	1	2	3	8	7	5	4	9
7	9	5	2	4	6	1	3	8
8	3	4	1	5	9	2	7	6
5	8	6	7	2	4	3	9	1
1	2	9	8	3	5	7	6	4
3	4	7	9	6	1	8	5	2
4	5	8	6	1	3	9	2	7
2	7	3	4	9	8	6	1	5
9	6	1	5	7	2	4	8	3

Puzzle # 42

2	6	5	1	4	9	3	8	7
9	8	7	3	2	5	1	4	6
4	1	3	8	7	6	5	9	2
8	4	9	7	3	2	6	1	5
7	3	6	5	1	4	9	2	8
5	2	1	9	6	8	4	7	3
6	9	8	4	5	7	2	3	1
3	5	4	2	8	1	7	6	9
1	7	2	6	9	3	8	5	4

Puzzle # 43

4	1	3	6	2	7	8	5	9
2	7	9	5	1	8	3	4	6
6	5	8	9	3	4	1	7	2
8	9	6	1	5	3	4	2	7
5	4	1	8	7	2	9	6	3
3	2	7	4	9	6	5	8	1
7	3	4	2	8	1	6	9	5
9	6	2	3	4	5	7	1	8
1	8	5	7	6	9	2	3	4

Puzzle # 44

1	7	8	2	9	4	5	6	3
4	6	9	5	8	3	1	2	7
5	2	3	6	7	1	8	9	4
7	9	5	3	2	6	4	1	8
3	4	2	8	1	9	7	5	6
8	1	6	4	5	7	9	3	2
9	3	1	7	6	8	2	4	5
2	8	4	1	3	5	6	7	9
6	5	7	9	4	2	3	8	1

Puzzle # 45

7	1	8	3	9	6	5	4	2
9	2	5	7	4	1	8	3	6
6	3	4	8	5	2	1	7	9
1	7	2	6	3	5	9	8	4
4	5	9	2	1	8	7	6	3
3	8	6	4	7	9	2	5	1
2	4	7	1	8	3	6	9	5
8	9	1	5	6	4	3	2	7
5	6	3	9	2	7	4	1	8

Puzzle # 46

3	2	5	4	7	6	1	8	9
9	7	6	3	1	8	2	5	4
8	4	1	9	5	2	6	3	7
4	5	8	7	2	1	3	9	6
2	6	3	5	9	4	8	7	1
1	9	7	8	6	3	4	2	5
6	1	9	2	8	7	5	4	3
7	3	2	1	4	5	9	6	8
5	8	4	6	3	9	7	1	2

Puzzle # 47

3	7	9	8	1	6	4	5	2
6	8	1	5	4	2	7	3	9
5	2	4	7	3	9	8	1	6
2	9	3	1	7	5	6	8	4
7	1	5	4	6	8	9	2	3
8	4	6	2	9	3	5	7	1
1	6	8	9	2	7	3	4	5
9	5	2	3	8	4	1	6	7
4	3	7	6	5	1	2	9	8

Puzzle # 48

6	8	5	3	7	9	4	1	2
4	1	2	8	5	6	7	9	3
9	3	7	1	4	2	6	5	8
8	9	4	6	2	5	1	3	7
2	7	6	4	1	3	9	8	5
3	5	1	7	9	8	2	4	6
5	6	9	2	8	4	3	7	1
7	2	8	9	3	1	5	6	4
1	4	3	5	6	7	8	2	9

Puzzle # 49

5	8	7	2	9	4	1	6	3
2	4	1	3	6	5	7	9	8
9	6	3	7	8	1	4	5	2
3	1	4	9	2	6	8	7	5
7	9	5	8	4	3	2	1	6
8	2	6	5	1	7	3	4	9
6	7	9	4	3	2	5	8	1
4	3	8	1	5	9	6	2	7
1	5	2	6	7	8	9	3	4

Puzzle # 50

2	6	4	3	7	8	1	5	9
5	8	7	9	1	4	3	2	6
1	3	9	2	6	5	7	4	8
8	2	1	5	9	3	6	7	4
7	9	5	4	2	6	8	1	3
6	4	3	7	8	1	5	9	2
9	1	6	8	4	7	2	3	5
3	7	2	6	5	9	4	8	1
4	5	8	1	3	2	9	6	7

Puzzle # 51

5	9	3	8	6	2	7	4	1
7	1	8	9	4	5	3	6	2
6	2	4	1	7	3	9	5	8
1	7	2	3	5	8	4	9	6
8	3	9	6	1	4	5	2	7
4	5	6	2	9	7	1	8	3
2	8	5	7	3	9	6	1	4
3	4	1	5	2	6	8	7	9
9	6	7	4	8	1	2	3	5

Puzzle # 52

3	9	8	4	7	5	2	6	1
6	4	1	3	8	2	9	7	5
5	7	2	1	6	9	4	8	3
2	8	5	7	3	1	6	9	4
9	6	7	5	4	8	3	1	2
1	3	4	9	2	6	8	5	7
7	2	6	8	1	3	5	4	9
8	1	9	2	5	4	7	3	6
4	5	3	6	9	7	1	2	8

Puzzle # 53

7	3	2	8	5	9	4	6	1
5	8	1	4	3	6	2	7	9
9	6	4	2	1	7	5	8	3
8	2	3	5	6	1	7	9	4
6	4	9	3	7	8	1	2	5
1	5	7	9	4	2	8	3	6
2	9	5	1	8	3	6	4	7
3	1	6	7	2	4	9	5	8
4	7	8	6	9	5	3	1	2

Puzzle # 54

1	6	8	4	3	2	7	5	9
5	7	2	8	6	9	4	1	3
3	9	4	5	1	7	8	2	6
4	5	7	6	2	3	9	8	1
6	8	9	1	5	4	3	7	2
2	1	3	7	9	8	5	6	4
7	2	1	9	4	5	6	3	8
8	4	6	3	7	1	2	9	5
9	3	5	2	8	6	1	4	7

Puzzle # 55

6	1	8	2	3	4	5	7	9
9	5	7	1	6	8	2	3	4
3	4	2	5	7	9	6	8	1
2	6	5	7	8	1	4	9	3
7	9	4	6	5	3	1	2	8
1	8	3	4	9	2	7	5	6
4	2	9	8	1	5	3	6	7
5	3	6	9	4	7	8	1	2
8	7	1	3	2	6	9	4	5

Puzzle # 56

7	3	5	4	6	1	9	2	8
4	2	8	3	7	9	5	1	6
9	1	6	2	5	8	3	7	4
8	9	2	5	1	6	4	3	7
5	7	1	8	3	4	6	9	2
6	4	3	7	9	2	8	5	1
2	5	9	6	8	7	1	4	3
1	6	4	9	2	3	7	8	5
3	8	7	1	4	5	2	6	9

Puzzle # 57

9	2	5	7	1	4	6	8	3
1	8	7	2	3	6	9	4	5
3	4	6	9	5	8	1	7	2
7	9	2	6	8	1	3	5	4
4	6	1	3	7	5	2	9	8
8	5	3	4	9	2	7	1	6
6	7	4	5	2	9	8	3	1
5	3	8	1	6	7	4	2	9
2	1	9	8	4	3	5	6	7

Puzzle # 58

1	2	4	3	5	7	6	8	9
3	7	9	6	8	1	4	2	5
6	8	5	2	4	9	7	3	1
5	1	8	7	3	4	2	9	6
7	4	2	8	9	6	5	1	3
9	3	6	1	2	5	8	4	7
8	5	1	4	7	3	9	6	2
4	6	7	9	1	2	3	5	8
2	9	3	5	6	8	1	7	4

Puzzle # 59

4	9	5	3	7	8	6	2	1
8	7	3	6	2	1	5	4	9
2	6	1	4	5	9	7	8	3
6	3	7	8	4	5	1	9	2
5	1	4	9	3	2	8	7	6
9	8	2	1	6	7	4	3	5
3	2	8	7	1	6	9	5	4
1	4	9	5	8	3	2	6	7
7	5	6	2	9	4	3	1	8

Puzzle # 60

6	2	7	4	8	9	5	1	3
9	1	8	5	3	6	2	7	4
5	4	3	2	7	1	6	9	8
3	7	1	6	9	8	4	2	5
2	9	4	1	5	3	7	8	6
8	5	6	7	4	2	1	3	9
4	3	2	8	1	5	9	6	7
7	6	9	3	2	4	8	5	1
1	8	5	9	6	7	3	4	2

Puzzle # 61

8	9	5	3	1	2	4	6	7
4	1	6	9	8	7	3	2	5
3	7	2	6	4	5	8	1	9
9	8	7	2	6	3	5	4	1
5	6	3	4	7	1	9	8	2
2	4	1	5	9	8	7	3	6
6	3	9	1	5	4	2	7	8
7	5	4	8	2	6	1	9	3
1	2	8	7	3	9	6	5	4

Puzzle # 62

8	7	5	9	2	1	4	6	3
4	1	3	8	6	5	2	9	7
2	9	6	3	4	7	8	1	5
9	5	1	6	7	2	3	4	8
3	8	2	5	9	4	6	7	1
7	6	4	1	3	8	9	5	2
1	4	8	2	5	6	7	3	9
6	2	9	7	1	3	5	8	4
5	3	7	4	8	9	1	2	6

Puzzle # 63

5	3	8	7	1	4	6	2	9
4	2	1	6	9	3	8	5	7
9	7	6	8	2	5	1	4	3
8	1	3	2	4	7	9	6	5
6	4	9	5	3	1	2	7	8
7	5	2	9	8	6	3	1	4
2	9	4	1	7	8	5	3	6
1	6	7	3	5	9	4	8	2
3	8	5	4	6	2	7	9	1

Puzzle # 64

2	3	6	8	5	4	1	7	9
4	8	5	9	7	1	2	6	3
7	1	9	6	3	2	4	5	8
3	4	7	2	9	6	5	8	1
8	6	2	5	1	7	9	3	4
9	5	1	4	8	3	7	2	6
6	9	4	7	2	8	3	1	5
5	7	3	1	6	9	8	4	2
1	2	8	3	4	5	6	9	7

Puzzle # 65

6	4	3	1	5	8	9	7	2
1	8	9	6	2	7	3	5	4
7	5	2	9	4	3	6	8	1
4	3	6	8	7	2	5	1	9
8	2	7	5	1	9	4	6	3
5	9	1	3	6	4	7	2	8
9	7	4	2	8	6	1	3	5
3	1	8	7	9	5	2	4	6
2	6	5	4	3	1	8	9	7

Puzzle # 66

3	9	2	5	4	1	6	8	7
4	6	8	9	2	7	3	5	1
7	5	1	8	3	6	4	2	9
8	2	6	4	9	5	7	1	3
9	7	5	3	1	2	8	4	6
1	4	3	7	6	8	5	9	2
2	3	7	1	8	4	9	6	5
6	8	9	2	5	3	1	7	4
5	1	4	6	7	9	2	3	8

Puzzle # 67

8	4	6	5	2	1	3	7	9
3	1	5	4	9	7	8	6	2
2	7	9	8	3	6	4	1	5
9	6	3	2	7	8	5	4	1
5	2	4	1	6	3	9	8	7
1	8	7	9	5	4	6	2	3
6	9	2	7	4	5	1	3	8
4	5	8	3	1	2	7	9	6
7	3	1	6	8	9	2	5	4

Puzzle # 68

3	6	9	1	2	7	5	8	4
8	1	7	4	9	5	6	3	2
2	5	4	8	6	3	7	1	9
5	4	1	6	3	2	8	9	7
7	2	8	9	1	4	3	6	5
6	9	3	5	7	8	2	4	1
9	8	2	3	5	1	4	7	6
1	3	5	7	4	6	9	2	8
4	7	6	2	8	9	1	5	3

Puzzle # 69

4	2	1	9	5	3	6	8	7
7	6	9	4	2	8	3	1	5
8	5	3	1	6	7	9	4	2
9	3	5	6	7	4	1	2	8
1	8	2	5	3	9	7	6	4
6	4	7	8	1	2	5	3	9
5	7	8	3	4	1	2	9	6
2	1	4	7	9	6	8	5	3
3	9	6	2	8	5	4	7	1

Puzzle # 70

7	6	4	1	2	5	3	9	8
9	2	8	4	6	3	5	1	7
3	1	5	8	7	9	6	4	2
8	9	6	7	5	2	1	3	4
4	3	7	6	1	8	9	2	5
1	5	2	9	3	4	7	8	6
6	8	1	2	9	7	4	5	3
5	4	9	3	8	6	2	7	1
2	7	3	5	4	1	8	6	9

Puzzle # 71

2	3	9	6	4	7	5	1	8
5	7	1	2	9	8	6	3	4
8	4	6	5	1	3	2	9	7
4	2	8	3	6	9	1	7	5
6	9	7	1	2	5	4	8	3
1	5	3	8	7	4	9	2	6
3	8	4	9	5	2	7	6	1
9	6	5	7	3	1	8	4	2
7	1	2	4	8	6	3	5	9

Puzzle # 72

3	5	1	8	6	4	9	2	7
9	2	7	3	5	1	4	6	8
6	8	4	2	9	7	5	3	1
2	9	5	1	4	8	3	7	6
1	4	6	7	3	5	8	9	2
8	7	3	6	2	9	1	5	4
7	1	9	5	8	2	6	4	3
4	3	8	9	7	6	2	1	5
5	6	2	4	1	3	7	8	9

Puzzle # 73

9	1	6	2	4	5	3	7	8
8	4	3	7	1	9	2	6	5
5	2	7	6	3	8	1	9	4
1	8	5	4	9	7	6	2	3
7	6	9	5	2	3	8	4	1
4	3	2	8	6	1	9	5	7
2	7	1	9	8	4	5	3	6
3	9	4	1	5	6	7	8	2
6	5	8	3	7	2	4	1	9

Puzzle # 74

1	4	6	7	8	5	9	3	2
9	2	8	4	1	3	7	5	6
5	7	3	6	2	9	4	8	1
2	8	9	3	6	7	1	4	5
6	5	4	1	9	2	8	7	3
3	1	7	5	4	8	6	2	9
4	6	5	8	3	1	2	9	7
8	3	2	9	7	6	5	1	4
7	9	1	2	5	4	3	6	8

Puzzle # 75

7	2	1	3	6	9	4	8	5
3	5	8	1	2	4	7	9	6
4	6	9	8	7	5	3	1	2
8	4	3	7	5	1	6	2	9
5	1	6	9	4	2	8	3	7
2	9	7	6	8	3	1	5	4
1	8	5	4	9	6	2	7	3
9	3	4	2	1	7	5	6	8
6	7	2	5	3	8	9	4	1

Puzzle # 76

9	5	7	6	2	1	4	3	8
3	8	6	9	7	4	1	5	2
2	4	1	8	3	5	9	7	6
4	2	5	7	8	9	6	1	3
1	7	9	3	5	6	8	2	4
6	3	8	4	1	2	7	9	5
5	6	3	1	4	7	2	8	9
8	1	4	2	9	3	5	6	7
7	9	2	5	6	8	3	4	1

Puzzle # 77

3	8	4	7	2	1	9	6	5
6	7	1	5	3	9	2	4	8
2	5	9	8	4	6	3	7	1
8	9	5	4	1	7	6	2	3
1	2	6	3	9	8	7	5	4
7	4	3	2	6	5	8	1	9
4	3	7	1	8	2	5	9	6
5	6	8	9	7	4	1	3	2
9	1	2	6	5	3	4	8	7

Puzzle # 78

4	1	8	7	6	3	2	9	5
3	5	6	9	2	1	8	4	7
7	2	9	8	4	5	1	3	6
2	6	3	1	8	9	7	5	4
5	9	4	6	7	2	3	8	1
1	8	7	3	5	4	9	6	2
8	3	5	4	1	7	6	2	9
6	4	1	2	9	8	5	7	3
9	7	2	5	3	6	4	1	8

Puzzle # 79

1	2	3	7	6	8	5	9	4
9	6	4	2	3	5	7	1	8
5	7	8	1	9	4	6	2	3
4	1	2	5	8	6	3	7	9
7	8	9	3	2	1	4	5	6
6	3	5	9	4	7	1	8	2
3	4	1	8	5	2	9	6	7
8	5	6	4	7	9	2	3	1
2	9	7	6	1	3	8	4	5

Puzzle # 80

5	2	6	4	7	1	8	9	3
8	9	1	3	6	5	2	7	4
7	3	4	8	2	9	1	6	5
9	4	8	2	3	6	7	5	1
1	6	2	7	5	4	3	8	9
3	7	5	1	9	8	6	4	2
2	1	9	5	8	7	4	3	6
4	5	7	6	1	3	9	2	8
6	8	3	9	4	2	5	1	7

Puzzle # 81

4	8	5	2	3	6	9	7	1
1	6	7	8	9	4	5	3	2
3	9	2	7	1	5	4	6	8
2	4	6	5	7	3	1	8	9
5	7	1	6	8	9	3	2	4
9	3	8	4	2	1	6	5	7
7	5	9	1	6	2	8	4	3
6	2	3	9	4	8	7	1	5
8	1	4	3	5	7	2	9	6

Puzzle # 82

3	6	7	2	1	9	4	8	5
4	5	1	3	7	8	2	9	6
2	8	9	4	6	5	3	1	7
8	7	5	1	4	3	6	2	9
9	4	2	6	8	7	1	5	3
1	3	6	9	5	2	8	7	4
7	1	3	8	9	4	5	6	2
5	2	8	7	3	6	9	4	1
6	9	4	5	2	1	7	3	8

Puzzle # 83

1	7	9	3	4	2	5	6	8
5	2	4	8	1	6	9	7	3
8	3	6	7	5	9	2	4	1
7	8	3	5	2	4	6	1	9
9	6	5	1	8	7	3	2	4
2	4	1	9	6	3	8	5	7
6	9	7	4	3	5	1	8	2
4	5	8	2	9	1	7	3	6
3	1	2	6	7	8	4	9	5

Puzzle # 84

8	1	7	3	2	5	9	6	4
3	9	5	1	6	4	8	7	2
4	6	2	8	9	7	5	1	3
9	8	4	7	3	2	6	5	1
7	5	1	6	4	9	2	3	8
2	3	6	5	1	8	4	9	7
6	7	9	4	8	3	1	2	5
5	2	8	9	7	1	3	4	6
1	4	3	2	5	6	7	8	9

Puzzle # 85

6	4	7	5	3	2	9	8	1
5	3	1	7	8	9	4	2	6
2	9	8	6	4	1	3	7	5
4	5	9	2	1	7	6	3	8
1	7	3	4	6	8	2	5	9
8	2	6	9	5	3	7	1	4
3	8	2	1	9	4	5	6	7
7	6	4	8	2	5	1	9	3
9	1	5	3	7	6	8	4	2

Puzzle # 86

3	2	4	9	1	8	7	5	6
9	6	8	5	4	7	3	1	2
1	7	5	6	2	3	4	9	8
4	5	7	3	9	2	8	6	1
6	1	9	7	8	4	2	3	5
8	3	2	1	5	6	9	4	7
5	8	3	2	6	9	1	7	4
7	4	6	8	3	1	5	2	9
2	9	1	4	7	5	6	8	3

Puzzle # 87

4	8	3	5	1	7	9	6	2
9	6	1	8	3	2	7	5	4
7	2	5	4	6	9	1	3	8
2	1	6	7	4	3	5	8	9
5	4	8	2	9	1	6	7	3
3	7	9	6	5	8	2	4	1
8	9	2	3	7	5	4	1	6
1	5	4	9	8	6	3	2	7
6	3	7	1	2	4	8	9	5

Puzzle # 88

5	3	9	2	4	1	8	6	7
6	2	4	3	8	7	1	9	5
7	8	1	9	5	6	3	4	2
4	9	2	1	7	3	5	8	6
8	6	5	4	2	9	7	3	1
3	1	7	8	6	5	9	2	4
9	7	6	5	3	2	4	1	8
1	5	8	6	9	4	2	7	3
2	4	3	7	1	8	6	5	9

Puzzle # 89

2	7	3	8	1	5	6	9	4
6	4	1	7	2	9	5	8	3
8	9	5	6	3	4	1	7	2
7	5	9	1	8	3	2	4	6
1	8	4	2	9	6	3	5	7
3	2	6	4	5	7	9	1	8
4	6	2	5	7	1	8	3	9
5	3	7	9	6	8	4	2	1
9	1	8	3	4	2	7	6	5

Puzzle # 90

1	5	3	2	7	9	4	6	8
6	9	4	8	1	5	7	3	2
8	7	2	6	4	3	5	9	1
2	8	5	7	9	6	1	4	3
3	1	7	5	2	4	6	8	9
4	6	9	1	3	8	2	7	5
9	2	6	3	5	7	8	1	4
7	4	1	9	8	2	3	5	6
5	3	8	4	6	1	9	2	7

Puzzle # 91

5	2	4	6	7	8	1	3	9
8	9	1	2	4	3	5	7	6
6	3	7	5	9	1	8	2	4
3	1	2	8	6	5	9	4	7
9	4	8	7	3	2	6	5	1
7	6	5	4	1	9	2	8	3
1	8	9	3	5	7	4	6	2
4	5	3	9	2	6	7	1	8
2	7	6	1	8	4	3	9	5

Puzzle # 92

3	4	5	8	9	6	1	7	2
1	9	7	4	5	2	8	6	3
6	8	2	3	1	7	5	4	9
9	3	4	6	8	5	7	2	1
2	1	8	7	3	4	6	9	5
5	7	6	9	2	1	3	8	4
7	5	1	2	6	9	4	3	8
8	6	9	5	4	3	2	1	7
4	2	3	1	7	8	9	5	6

Puzzle # 93

1	7	3	8	4	2	5	6	9
2	4	8	6	9	5	3	7	1
6	9	5	3	1	7	4	8	2
5	2	6	1	7	9	8	3	4
9	3	7	4	2	8	1	5	6
8	1	4	5	6	3	9	2	7
3	6	1	7	8	4	2	9	5
7	5	2	9	3	1	6	4	8
4	8	9	2	5	6	7	1	3

Puzzle # 94

9	3	7	5	4	8	1	2	6
6	2	1	9	7	3	8	5	4
5	4	8	6	2	1	3	9	7
3	9	5	2	6	4	7	8	1
8	1	2	3	9	7	4	6	5
4	7	6	8	1	5	2	3	9
1	6	9	7	8	2	5	4	3
7	8	3	4	5	9	6	1	2
2	5	4	1	3	6	9	7	8

Puzzle # 95

1	9	5	7	8	6	4	2	3
2	4	8	5	3	9	7	6	1
3	7	6	1	4	2	8	5	9
5	2	9	4	7	3	1	8	6
4	3	7	6	1	8	2	9	5
6	8	1	9	2	5	3	7	4
7	5	3	2	9	4	6	1	8
9	1	4	8	6	7	5	3	2
8	6	2	3	5	1	9	4	7

Puzzle # 96

1	4	3	6	2	5	7	8	9
8	6	5	7	4	9	2	1	3
9	7	2	3	8	1	5	6	4
6	9	8	5	1	4	3	2	7
5	1	7	2	3	6	9	4	8
2	3	4	9	7	8	1	5	6
4	2	9	8	5	3	6	7	1
7	8	6	1	9	2	4	3	5
3	5	1	4	6	7	8	9	2

Puzzle # 97

8	9	4	7	5	6	3	1	2
5	2	6	3	4	1	7	9	8
7	1	3	9	8	2	5	6	4
2	8	5	4	1	3	9	7	6
4	6	1	8	9	7	2	3	5
9	3	7	6	2	5	4	8	1
1	4	8	2	3	9	6	5	7
6	5	9	1	7	4	8	2	3
3	7	2	5	6	8	1	4	9

Puzzle # 98

1	8	4	2	7	3	6	5	9
2	3	7	5	9	6	8	1	4
6	5	9	4	8	1	3	7	2
9	1	5	3	6	8	2	4	7
8	7	2	9	4	5	1	3	6
3	4	6	1	2	7	9	8	5
4	2	8	7	1	9	5	6	3
5	9	1	6	3	4	7	2	8
7	6	3	8	5	2	4	9	1

Puzzle # 99

2	3	7	5	1	8	6	4	9
4	1	5	9	2	6	7	3	8
8	9	6	4	3	7	1	5	2
6	2	3	8	9	5	4	1	7
1	7	9	2	6	4	5	8	3
5	4	8	1	7	3	2	9	6
9	8	4	6	5	2	3	7	1
3	6	1	7	4	9	8	2	5
7	5	2	3	8	1	9	6	4

Puzzle # 100

3	4	2	1	6	9	8	5	7
9	6	8	5	3	7	4	1	2
1	7	5	2	4	8	6	9	3
6	2	4	9	1	5	7	3	8
8	9	1	7	2	3	5	6	4
5	3	7	4	8	6	1	2	9
2	8	6	3	5	4	9	7	1
4	1	9	6	7	2	3	8	5
7	5	3	8	9	1	2	4	6

www.ingramcontent.com/pod-product-compliance
Lightning Source LLC
Chambersburg PA
CBHW080926220526
45465CB00008BA/2946
* 9 7 9 8 6 6 9 3 9 3 2 7 4 *